AF611036

L'abcès Tuberculeux du cerveau

PAR

Le Dr Ch. DEMONCHY

ANCIEN EXTERNE DES HÔPITAUX DE PARIS

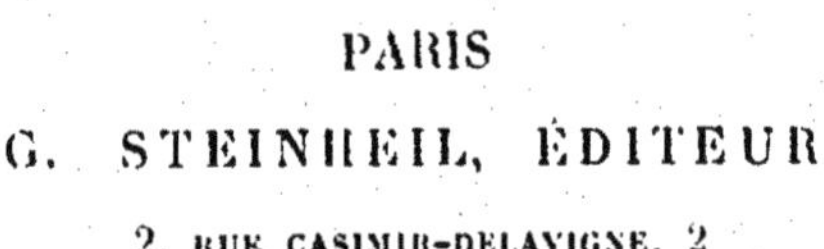

PARIS

G. STEINHEIL, ÉDITEUR

2, RUE CASIMIR-DELAVIGNE, 2

1910

L'abcès Tuberculeux du cerveau

PAR

Le Dr Ch. DEMONCHY

ANCIEN EXTERNE DES HÔPITAUX DE PARIS

PARIS
G. STEINHEIL, ÉDITEUR
2, RUE CASIMIR-DELAVIGNE, 2

1910

A MON MAITRE ET PRÉSIDENT DE THÈSE

M. LE PROFESSEUR RAYMOND

qui m'a fait l'honneur d'accepter la présidence de cette thèse et m'a rendu possible l'étude de ce sujet en m'accueillant dans son service et son laboratoire.

A MES MAITRES DANS LES HOPITAUX

M. le Docteur PICQUÉ
M. le Docteur BAUDET
M. le Professeur Agrégé GRÉGOIRE
(Bichat et Lariboisière 1903-04 et externat 1907-08)

M. le Docteur LE GENDRE
(Lariboisière 1904-1905).

M. le Professeur DEBOVE
(Beaujon 1905-1906).

M. le Docteur BAZY
(Beaujon 1906)

M. le Professeur Agrégé A. BROCA
M. le Docteur MOUCHET
(Enfants-Malades, externat 1906-07)

M. le Docteur CHAMPETIER DE RIBES
(Maternité de l'Hôtel-Dieu 1907)

M le Professeur Agrégé MENETRIER
(Tenon, externat 1908-09)

M. le Docteur LESAGE
(Hérold, externat 1909-10).

AVANT-PROPOS

L'abcès tuberculeux du cerveau, collecté purulent, en tout semblable macroscopiquement à un abcès produit dans les tissus en général et dans le cerveau en particulier, par un microbe pyogène vulgaire est une affection rare, puisque nous n'en n'avons trouvé que deux cas dans la littérature, en dehors de celui que nous rapportons. Cette rareté tient peut-être à ce qu'on n'a pas toujours recherché systématiquement le bacille de Koch, trompé par l'aspect du pus jaunâtre, verdâtre, crémeux, trompé par l'allure clinique qui, comme nous le verrons, n'attire en rien l'attention sur un processus tuberculeux.

L'intérêt de ce travail est double. Il comporte tout d'abord l'étude d'une variété d'abcès cérébral particulière, l'abcès à bacille de Koch et d'autre part il réunit des exemples d'un processus peu fréquent au cours de la tuberculose *la réaction phlegmasique.* Il s'agit là d'une des formes de tuberculose non folliculaire atypique, dont la connaissance a fait de grands progrès au cours de ces années dernières.

Les trois observations dont nous disposons, qui présentent des points frappants de ressemblance, peuvent permettre d'esquisser une description d'ensemble anatomique et clinique de l'abcès tuberculeux du cerveau.

HISTORIQUE

C'est le Pr Fraenkel qui publia le premier en 1887 un cas d'abcès tuberculeux du cerveau avec contrôle histologique et bactériologique et c'est après lui que la plupart des traités indiquent au chapitre de l'abcès cérébral que le bacille de Koch peut être une cause de suppuration dans le tissu cérébral. Il rapporte l'observation de Wernicke et Hahn qui montre bien que du pus peut se constituer dans le cerveau au cours de processus tuberculeux ; mais la présence d'éléments caséeux dans la paroi de l'abcès et à son voisinage, montre que cette observation constitue une variété de tubercule ramolli et peut-être secondairement infecté, plutôt qu'un véritable abcès purulent à bacille de Koch.

Dans ce cas de Wernicke et Hahn, il s'agit d'un homme de 45 ans qui présentait depuis huit ans des signes de phtisie pulmonaire. Tout d'un coup survinrent de violentes douleurs de tête dans la moitié gauche du crâne, puis de l'hémiopie droite, de la parésie du bras droit, de la jambe droite et du facial inférieur du même côté ; en même temps que survenait un état d'obnubilation assez accentué. Une trépanation permit d'atteindre le foyer purulent grâce à une incision de quatre centimètres de profondeur, et on put évacuer environ trois cuillers à bouche d'un *pus jaune assez fluide*. L'abcès avait environ la dimension d'un œuf de poule. Après une amélioration passagère la mort survint cependant trente jours plus tard. A l'autopsie, Friedlander put constater que la paroi de l'abcès était grise, légèrement déchiquetée ; nulle part il n'y avait de membrane proprement dite, mais par places de petites masses caséeuses, de couleur jaunâtre et de consistance ferme. Derrière l'abcès sont trois petites masses, grosses comme des noisettes avec une périphérie d'aspect caséeux et un centre ramolli et purulent.

Malgré l'absence de contrôle histologique et bactériologique, on peut, avec les auteurs qui rapportent le cas, penser qu'il s'agit là d'un abcès tuberculeux, contenant à la fois du pus et des éléments caséeux semblables à ceux qui constituent les tubercules classiques des centres nerveux.

Le cas de Rendu et Boulloche (1891) donne un exemple très net d'abcès tuberculeux collecté purulent. Leur cas est cependant moins pur que celui de Fraenkel et que le nôtre, puisqu'il existait de la méningite tuberculeuse caractérisée par un semis de granulations.

Aucun cas d'abcès tuberculeux à bacille de Koch n'a été publié depuis à notre connaissance. On trouve des observations d'abcès cérébraux survenus chez des tuberculeux (Halbron, Cenci, Dupré et Devaux, Chauffard, H. Roger, Roger Voisin et L. Tixier), mais la nature de la suppuration demeure indéterminée, ou les recherches bactériologiques montrent qu'il s'agit d'infection secondaire.

Dans une observation de Fox : cas d'abcès du cerveau d'origine tuberculeuse chez un babouin, il s'agit d'une collection purulente coexistant avec des formations caséeuses voisines et à distance.

Oppenheim, dans son traité, dit avoir trouvé le bacille de Koch, chez le vivant, dans un abcès cérébral, au moment de l'opération chirurgicale.

En dehors des traités et des manuels, au point de vue du côté général de la question, au point de vue des réactions pathologiques provoquées par le bacille de Koch dans les tissus et plus particulièrement dans les centres nerveux, on trouve des documents importants dans certaines publications : Jacquet et du Pasquier (1898), « tuberculose cutanée purulente ». Armand Delille, thèse de Paris (1903). Renaud (1907), « étude sur la tuberculose du cerveau. » Gougerot (1909), » encéphalite aiguë bacillaire non folliculaire », et thèse sur « la bacillo-tuberculose non folliculaire, etc... »

ANATOMIE PATHOLOGIQUE

Les lésions constatées à l'autopsie sont essentiellement caractérisées par une collection purulente de dimensions assez considérables. Comme un œuf de poule (Rendu et Boulloche, cas personnel), comme un œuf de pigeon (Fraenkel).

Le siège est tantôt dans la substance blanche (Fraenkel, cas personnel) tantôt dans la substance grise : corps strié dans le cas de Rendu et Boulloche.

Le *Pus* constituant cette collection est crémeux, épais, jaunâtre ou jaune verdâtre. C'est un pus bien lié, le pus louable des anciens auteurs. Ce pus est en quantité considérable, emplissant toute la cavité de l'abcès. Il s'échappe avec abondance aussitôt après la section. Parfois même en véritable jet (Fraenkel). La notion de cette tension dans la poche de l'abcès est un argument d'après Fraenkel pour indiquer qu'il s'agit là d'un processus d'inflammation aiguë, en activité et non pas du ramollissement et de la désintégration d'une masse de tissu pathologique, d'un amas caséeux se nécrosant progressivement.

Les caractères de ce pus sont donc ceux des collections purulentes dues à un microbe pyogène quelconque et ne font aucunement penser à quelque chose de tuberculeux quand on se contente d'un examen macroscopique.

Et cependant il suffit de pratiquer une coloration par la méthode de Ziehl pour s'apercevoir que ce pus contient du bacille de Koch. Le bacille est en quantité considérable. Les germes sont « innombrables, dit Fraenkel, comme dans une culture pure artificielle», « en quantité vraiment prodigieuse », écrivent Rendu et Boulloche. Il en est de même dans notre cas. Cette énorme quantité de bacilles est très importante à signaler, peut-être est-ce à ce nombre colossal de germes, à cette intensité de la culture microbienne qu'est dû le caractère des réactions du tissu atteint et la réalisation du processus phlegmasique et purulent. Nous aurons l'occasion de revenir sur cette question. Les bacilles sont disséminés, ou rassemblés par petits paquets, souvent d'apparence granuleuse, avec des vacuoles et des interruptions dans leurs corps protoplasmiques.

Au point de vue cytologique plusieurs points sont à relever. D'abord l'intensité des phénomènes de nécrose et de désintégration, qui fait que la plupart des éléments cellulaires sont méconnaissables et que les lames sont garnies d'un enduit amorphe. D'autre part, les quelques cellules conservées qui peuvent être encore assez nettement colorées sont presque toutes des polynucléaires en voie de désintégration. Les caractères cytologiques du pus s'accordent donc avec ses caractères macroscopiques et montrent qu'il s'agit de pus très semblable à celui des collections chaudes dues à des pyogènes vulgaires.

Le pus renferme aussi quelques cellules mononucléées à noyaux assez volumineux et quelques lymphocytes.

Ajoutons que, de même que dans l'observation de Fraenkel, il a été impossible de retrouver dans notre cas d'autres germes que le bacille de Koch. Dans le cas de Rendu et Boulloche, les cultures sur gélose et sur gélatine ont abouti au même résultat négatif; en revanche le pus a pu tuberculiser le cobaye.

Les *parois*, macroscopiquement en général assez nettement constituées quoique peu épaisses. Elles peuvent manquer en certains points (cas personnel), ce qui fait qu'en ces endroits le pus semble baigner le tissu nerveux, sans qu'il y ait de ligne de démarcation tranchée entre le pus et le tissu nerveux. Ces parois apparaissent comme une sorte de membrane parfois rugueuse et tomenteuse, généralement vascularisée et congestionnée.

Au pourtour de la paroi, proprement dite, le tissu cérébral, est également injecté et présente de nombreuses ponctuations rouges dues à la congestion capillaire.

Histologiquement, la paroi est constituée en dedans par une agglomération de cellules libres, moins tassées les unes contre les autres, plus ou moins altérées, constituées par des polynucléaires, des mononucléaires, des macrophages ayant englobé des débris cellulaires.

Dans la partie périphérique, l'abcès est limité par une bande de tissu conjonctif, plus ou moins dense, riche en vaisseaux et en néo-vaisseaux, parmi lesquels existe un certain degré d'infiltration par des cellules rondes. Le tissu scléro-vasculaire peut-être coloré par le mélange de Van Gieson.

Mais, ce qui est remarquable, c'est l'absence dans toute l'épaisseur et sur toute l'étendue de ces parois de tout follicule tuberculeux, de cellules géantes et même de tissu épithélioïde.

Il convient cependant de faire remarquer que, comme dans notre cas, l'intensité de la nécrose et des altérations cellulaires, les altérations vasculaires donnent aux coupes un aspect un peu différent de celui des inflammations banales, les petits vaisseaux en particulier sont tous très atteints. Leurs parois sont épaissies, présentent un aspect homogène, et sont en voie de dégénération : les petits vaisseaux sont complètement thrombosés. Les plus volumineux ont encore une lumière libre, mais leurs parois sont tuméfiées, présentant des cellules altérées et de l'infiltration lymphocytique.

Les bacilles pullulent dans ces parois, dans la partie interne, de la membrane limitante, composée de cellules agglomérées, mais aussi dans la partie externe conjonctivo-vasculaire. Ils cessent quand on s'écarte de cette paroi pour arriver dans le tissu nerveux voisin, où l'on ne peut plus en colorer (cf. *Fig.* 03).

L'abcès tuberculeux peut être la seule manifestation cérébrale de la tuberculose (cas personnel, Fraenkel), il peut être accompagné de tuberculose des méninges, comme dans le cas de Rendu et Boulloche.

SYMPTOMES

L'abcès tuberculeux du cerveau se manifeste par trois ordres de symptômes.

Tout d'abord il provoque des *phénomènes cérébraux diffus*, dus à la présence d'une lésion cérébrale agissant non seulement par sa masse, mais aussi par l'élaboration de produits toxiques. En second lieu il donne des signes de lésion en foyer, signes naturellement variables et dépendant de la localisation de la collection. Enfin les phénomènes généraux, les réactions de l'organisme doivent être recherchés et précisés avec soin. Le clinicien devra les ajouter aux arguments fournis par l'évolution générale de la maladie pour s'éclairer sur la véritable nature de la lésion, particulièrement quand il hésite entre une tumeur intracrânienne et un abcès. Nous verrons que, quand il s'agit de tuberculose, les réactions sont beaucoup plus torpides que dans les abcès par suppuration vulgaire, ce qui augmente la difficulté du diagnostic.

Début. — L'affection peut survenir chez un sujet déjà atteint de tuberculose. Le malade de Fraenkel présentait des signes cliniques de tuberculose pulmonaire au début, et l'autopsie montra des tubercules des sommets. La malade de Rendu et Boulloche était atteinte de rétrécissement mitral et les tubercules qu'on trouva dans les poumons paraissaient de date récente.

Des lésions tuberculeuses viscérales et particulièrement pulmonaires, peuvent donc être le point de départ et la cause des accidents et tous les signes correspondants doivent être recherchés avec soin pour appuyer un diagnostic hésitant.

Cependant il faut savoir que le début des phénomènes peut survenir chez un sujet paraissant parfaitement bien portant. Le malade de notre observation, était un homme extrêmement vigoureux.

L'autopsie montra des tubercules dans les poumons, le foie, la rate, mais ces lésions étaient de date récente et probablement contemporaines de la lésion cérébrale. Il y a eu, dans ce cas, dissémination rapide du germe.

Il semble bien que, dans tous les cas examinés, la localisation cérébrale se soit faite à la suite d'une dissémination de bacilles tuberculeux, à la suite d'une poussée de bacillémie.

Ce fait est aussi manifeste dans le cas de Rendu et Boulloche que dans le nôtre, et l'autopsie montra à ces auteurs des granulations disséminées sur les méninges, dans le poumon et dans le cul-de-sac recto-utérin du péritoine.

C'est pourquoi on peut avoir, au début de la maladie quelques signes en rapport avec ces phénomènes : malaises, courbature, frisson, élévation thermique. C'est ce qui se passa dans notre cas. Il faut bien dire que ces signes peuvent passer inaperçus et sont d'une interprétation difficile. S'il ne s'agit pas d'un sujet manifestement porteur de lésions tuberculeuses, on méconnaîtra la signification véritable de pareils symptômes et on pensera à une grippe, à des réactions consécutives à une infection banale bien plutôt qu'à des manifestations tuberculeuses.

Le début véritable de l'abcès du cerveau se manifeste par des phénomènes cérébraux. Ces signes apparaissent en général brusquement. Dans notre cas, le début a été particulièrement subit, puisque le malade fut pris d'hémiplégie, étant à son travail et se croyant guéri malgré une légère indisposition qui l'avait retenu à la chambre les trois jours précédents. D'ordinaire il existe des troubles en quelque sorte prodomiques : céphalée, troubles de la parole, somnolence et affaiblissement des facultés intellectuelles (Rendu et Boulloche). Céphalée et troubles parétiques légers dans les membres (Fraenkel).

A la *période d'Etat*, l'étude clinique doit d'abord envisager les symptômes cérébraux diffus.

Symptômes cérébraux diffus — Ici encore il s'agit de *céphalée* plus ou moins violente. C'était un symptôme de début dans l'observation de Rendu et Boulloche. Elle se manifeste au contraire à fin de la maladie dans le cas de Fraenkel. C'est un symptôme inconstant : il manquait complètement dans notre cas. L'intégrité des méninges doit être rapprochée de l'absence de céphalée, et peut-être, peut-on proposer cette explication.

Il n'est pas noté de *vomissement* dans aucune des observations que nous avons mentionnées.

Ce sont surtout les *troubles de l'activité intellectuelle* qui semblent manifestes. La *torpeur*, la *somnolence* existent dans tous les cas et vont en augmentant à mesure que la maladie évolue. Les malades ne répondent plus aux questions et demeurent indifférents à tout ce qui les entoure.

Les *troubles de la parole* qui existent aussi d'une façon très marquée dans toutes les observations, peuvent être considérés comme des symptômes cérébraux diffus relevant probablement de l'hypertension intracrânienne. Certains revêtent cependant un caractère spécial et doivent être envisagés comme des troubles aphasiques relevant de la localisation particulière des lésions. Il en est de même pour les troubles paralytiques atteignant les membres.

Le pouls sera étudié avec les phénomènes généraux, bien que les troubles qu'il présente puissent relever également de la maladie en tant que lésion cérébrale.

La plupart de ces signes relèvent peut-être de causes toxiques, le foyer de culture tuberculeuse élaborant des produits nocifs pour les centres nerveux. Certains rappellent ce qu'on peut observer dans la méningite tuberculeuse, la somnolence, la torpeur, la tendance au coma par exemple, ne sont pas sans analogie avec les formes somnolentes de méningite tuberculeuse, bien mises en lumière par MM. Lesage et Abrami. Mais, en dehors de ces causes toxiques, une part importante doit être faite à l'hypertension intracrânienne. Dans notre cas la pression du liquide céphalo-rachidien a été prise par M. Pierre Merle, à l'aide d'un manomètre à air libre adapté à l'aiguille de ponction lombaire. La colonne de liquide céphalo-rachidien s'élevait jusqu'à 340mm dans la position couchée, la normale étant, dans les mêmes conditions de 100 à 150^{mm} : L'hypertension était donc manifeste.

C'est dans cet ordre d'idée, qu'on doit aussi rechercher *l'état de la papille* par l'examen ophtalmoscopique. Cet examen s'est montré négatif dans le cas de Rendu et Boulloche, et dans celui de Fraenkel. Dans notre cas, M. J. Galezowski a pu constater un début de *stase* très net avec congestion intense de la papille et des vaisseaux dilatés et tortueux.

Symptômes de lésion au foyer. — Ces symptômes sont variables suivant les cas, correspondant aux régions atteintes par le développement de l'abcès. Ils sont évidemment d'un moindre intérêt mais leur étude dans les quelques observations que nous possédons prêtent cependant à des considérations dignes de remarques.

Phénomènes convulsifs, épilepsie Jacksonienne. — Notre cas est le seul, où ce symptôme soit signalé. Il avait acquis une importance prépondérante dans le tableau clinique. Nous rappelons que le soir même du début de la maladie, les crises se manifestèrent dans la moitié droite du corps au nombre de quinze à seize. Ces crises convulsives superposées aux phénomènes paralytiques faisaient penser à une tumeur comprenant la zone rolandique et ces considérations légitimaient l'intervention chirurgicale qui fut décidée.

Il faut remarquer que ces convulsions furent variables comme siège durant l'évolution de la maladie. D'abord localisées au membre inférieur dans les premiers temps, elles se sont ensuite manifestées pour la jambe et le bras, et sont demeurées, dans la dernière période limitées au membre supérieur et à la musculature du cou et de l'épaule droite.

Il est permis de penser que l'abcès a débuté dans la partie supérieure de l'hémisphère et s'est ensuite étendu en descendant vers la profondeur.

Il s'agissait du reste de compression s'exerçant à une certaine distance. Le siège sous cortical de l'abcès, dans une région assez postérieure ne paraissait pas correspondre exactement à la zone des fibres de projection rolandiques.

L'*hémiplégie* peut être plus ou moins nette suivant les cas. Dans ce cas de Fraenkel, il y avait surtout de la paralysie du facial inférieur et du membre supérieur. Dans le cas de Rendu et Boulloche également, la paralysie était plus marquée pour le membre supérieur que pour le membre inférieur. Dans notre cas l'hémiplégie était complète et s'accompagnait des signes habituels de l'hémiplégie organique : exaltation des réflexes, extension de l'orteil par excitation de la plante du pied.

Les *troubles de sensibilité*, très manifestes dans notre cas, étaient caractérisés par de la diminution de la sensibilité à la piqûre, de l'abolition de la sensibilité au contact (pinceau de blaireau). Il y avait de plus des erreurs de localisation, de l'agnosie tactile, phénomènes qui se rencontrent habituellement au cours de certaines hémiplégies d'origine cérébrale.

Un point particulier concernant les phénomènes paralytiques doit cependant retenir notre attention. Dans notre cas l'hémiplégie a présenté des alternatives d'aggravation et d'amélioration tout à fait particulières. A tel point, par exemple, que le malade tout d'abord complètement paralysé de son bras droit put de nouveau s'en servir quelque temps après, et pendant une période d'une quinzaine de jours il était assez valide et assez adroit pour écrire des lettres. Cette amélioration fut cependant d'assez courte durée. Dans le cas de Fraenkel il y eut aussi, au moins au début, des variations dans l'atteinte paralytique des membres, membres inférieurs en particulier. L'hémiplégie telle que nous l'avons vu évoluer chez notre malade peut être véritablement dénommée *hémiplégie oscillante* ; c'est un caractère important qui permet d'éliminer certaines hypothèses au moment de l'examen clinique (1).

Une pareille évolution ne se rencontre guère avec lésions plus destructives et plus brutales telles que l'hémorragie ou le ramollissement. Elle peut se voir, au contraire, au cours de certaines tumeurs, progressivement infiltrantes, à évolution lente, de certains gliomes parti culièrement. Ces notions montrent que l'abcès tuberculeux cérébral qui fait l'objet de notre étude paraît agir surtout par compression ; la tension de la poche purulente est sans doute variable, sous la dépendance de poussées inflammatoires successives et ces alternatives ont leur répercussion dans les manifestations symptomatiques.

Il s'agit dans tous les cas de paralysies flasques comme celle de l'hémorragie cérébrale au début. Malgré l'absence de contracture, à l'exploration et à la mobilisation des

(1) M. le Pr Raymond qui présenta le malade à l'une de ses cliniques du vendredi a insisté particulièrement sur ce symptôme.

membres, on constate que les réflexes sont conservés et même un peu exaltés. C'est là encore un point qui mérite d'être noté. Les réflexes abdominaux et chrémastériens se sont montrés conservés dans tous les cas. Le reflexe conjonctival était, à droite, très diminué dans notre cas.

Quant aux *troubles aphasiques*, ils sont d'une interprétation plus difficile. Dans ces trois cas anatomo-cliniques que nous envisageons, il y avait atteinte profonde des facultés intellectuelles au point de vue global, et il n'est pas très facile de démêler au milieu du tableau clinique, ce qui revient aux fonctions systématisées du langage. Les données anatomiques n'étaient pas non plus assez précises pour qu'on puisse tirer des conclusions fermes concernant les rapports qui unissent les lésions aux troubles de la parole; ce point n'a du reste qu'un intérêt assez secondaire pour la question qui nous occupe.

Ces symptômes de localisation sont les principaux qui ressortent des trois observations que nous envisageons, il est bien certain que d'autres signes pourraient résulter d'abcès tuberculeux situés en d'autres régions des hémisphères cérébraux. L'hémianopsie par exemple pourrait être provoquée par un abcès situé dans les lobes occipitaux.

Les *sphincters* ont paru épargnés dans les cas que nous connaissons.

Signes généraux. — Le *pouls* ne paraît pas présenter de modifications bien particulières. Dans le cas de Rendu et Boulloche il s'accélère de façon notable vers la dernière période de la maladie.

Le *température* est plus intéressante à considérer. Il ne

semble pas qu'elle s'élève considérablement par suite de l'élaboration du pus formant une collection intra-cérébrale. Dans le cas de Fraenkel, dans le nôtre, il n'y eut pas de fièvre. Dans celui de Rendu et Boulloche, la température s'éleva considérablement à la fin de la maladie (mais nous avons vu qu'il y avait en même temps de la méningite). Cette considération est très importante à envisager. Au point de vue des réactions générales de l'organisme, l'abcès tuberculeux du cerveau ne semble pas se comporter comme un abcès quelconque dû à des microbes pyogènes qui comporte presque toujours de l'élévation thermique à un moment de son évolution. *L'absence de fièvre* serait donc un élément de diagnostic capable de distinguer l'abcès cérébral tuberculeux de l'abcès vulgaire. Mais en revanche, cette apyrexie contribue à fortifier le clinicien dans son erreur quand il a fait le diagnostic de tumeur cérébrale.

Rappelons cependant la période de malaise, de frisson qu'on relève dans l'histoire clinique de notre malade quelque temps avant l'apparition des phénomènes cérébraux. Cette période correspondait vraisemblablement à la dissémination du bacille dans les différents viscères et, bien que nous n'ayons pas de documents précis sur ce point, il est bien probable qu'elle a comporté de l'élévation thermique.

L'amaigrissement n'a généralement pas le temps de se produire, et le malade meurt de sa lésion à cause de son siège cérébral beaucoup plus qu'à cause de sa nature tuberculeuse.

La *position lombaire* dans les cas où l'abcès est entièrement localisé au parenchyme cérébral et où la méninge n'est pas intéressée, ne montre aucune lésion cellulaire. C'est ce qui était réalisé dans notre cas. Elle permet en revanche de reconnaître l'état de la pression du liquide céphalo-rachidien, et de constater *l'hypertension* à la façon dont le liquide sort par l'aiguille de la ponction lombaire, mais surtout en mesurant cette pression à l'aide d'un appareil manométrique.

La ***durée*** n'est pas longue et paraît être d'un mois à peu près, d'après les documents que nous possédons. Un mois et demi (Fraenkel), vingt jours (Rendu et Boulloche), la méningite est probablement, pour quelque chose dans l'évolution rapide de ce cas. Un mois dans notre cas.

Le ***pronostic*** est naturellement très sombre et il est peu probable que de telles collections puissent être résorbées ou enkystées. L'énorme quantité de bacilles en culture dans ces abcès, montre qu'il doit s'y produire une élaboration active de produits toxiques capables d'imprégner tout le tissu nerveux et d'amener promptement des accidents mortels.

DIAGNOSTIC

Le diagnostic se pose avec une série d'affections capables de donner d'une part les phénomènes généraux et les troubles cérébraux diffus que nous avons signalés, et d'autre part celles qui peuvent produire des signes de lésions en foyer.

Parmi les premières : les *méningites aiguës* provoquent des phénomènes de raideur, de contracture faciles à reconnaître, la ponction lombaire du reste lèvera tous les doutes.

La *méningite tuberculeuse* est déjà d'un diagnoctic plus difficile. La fièvre peut être peu élevée, les troubles intellectuels et cérébraux diffus peuvent ressembler beaucoup à ceux que nous avons signalés dans plusieurs cas d'abcès tuberculeux. De plus, il peut exister aussi, surtout chez l'adulte, des phénomènes de lésions en foyer, des paralysies, des convulsions. Mais là encore les phénomènes méningés sont plus nets, on pourra avoir du Kernig, l'élévation thermique paraît aussi, comme nous l'avons déjà indiqué, constituer un signe différentiel. Enfin la ponction lombaire montrera de la lymphocytose. Du reste l'association de tuberculose méningée et d'abcès tuberculeux est possible comme le montre l'observation de Rendu et

Boulloche. On conçoit, dans de pareils cas, combien il es difficile cliniquement de faire le départ des choses.

Les encéphalites aiguës ou tuberculeuses non suppurées sont marquées surtout par des troubles cérébraux diffus, et ce sont les signes de lésions en foyer qui doivent ici être invoqués pour faire la distinction, entre elles et les abcès collectés tels que ceux qui font l'objet de cette étude. Ajoutons que des abcès tuberculeux doivent passer inaperçus ou demeurer d'un diagnostic très difficile, quand ils siègent dans des régions tolérantes du cerveau, les lobes frontaux par exemple. Les observations manquent pour confirmer ces vues, mais il est permis de faire de telles suppositions en procédant par analogie avec ce qui se passe pour les abcès vulgaires du cerveau.

Abcès non tuberculeux. — La lésion ne différant guère anatomiquement, les signes produits sont naturellement très semblables. Nous avons noté l'apyrexie dans les cas tuberculeux, c'est un signe à invoquer. Malheureusement les abcès aigus du cerveau, causés par des pyogènes vulgaires ne sont pas toujours accompagnés de réactions fébriles marquées, la distinction demeure alors très difficile à faire. Les conditions du sujet, l'examen complet et la recherche d'autres lésions tuberculeuses, pulmonaires par exemple, pourront aider au diagnostic sans apporter toutefois de certitude car les abcès cérébraux, même survenant chez des tuberculeux avérés, sont souvent causés par des infections secondaires.

Les examens de laboratoire, l'examen du sang pourront rendre des services. Une hyperleucocytose franche avec polynucléose pourra par exemple faire penser à un abcès phlegmoneux aigu. Mais il faut savoir que cette hyperleucocytose n'est pas constante au cours de ces abcès cérébraux.

Tumeurs cérébrales. — Nous avons vu combien l'abcès tuberculeux collecté du cerveau pouvait simuler de près une tumeur cérébrale. Bien que le *syndrôme d'hypertension intracrânienne* n'ait pas été au complet dans plusieurs observations (absence de vomissements, de vertiges, parfois même de céphalée, comme dans notre cas), il n'en constitue pas moins un côté capital de la symptomatologie. La *stase papillaire* peut même exister quoique peut-être moins intense que dans la plupart des tumeurs ; cette stase n'existait en effet qu'une fois sur trois, et la papille était plutôt congestive que véritablement œdémateuse. Ajoutons à cela que l'abcès tuberculeux est le plus souvent apyrétique au moins à la période d'état, qu'il peut se manifester surtout par des signes de lésions en foyer, hémiplégie, paralysie, aphasie, épilepsie jacksonienne, et on comprendra que le clinicien, en face de ce tableau symptomatique, songe surtout à une tumeur cérébrale. Cependant, le début est en général brusque, et l'évolution plus rapide que dans les tumeurs. Ceci n'a du reste qu'une valeur très relative, car beaucoup de tumeurs peuvent rester latentes pendant plus ou moins longtemps et se manifester brusquement après cette évolution torpide.

D'autre part la tumeur peut être constituée par *un tubercule* et naturellement les signes que l'on pourrait tirer de l'examen complet du malade pouvant révéler des lésions tuberculeuses en un point éloigné de l'organisme, les réactions à la tuberculine, les moyens de laboratoire sont impuissants à distinguer un abcès tuberculeux collecté d'un tubercule cru.

Le diagnostic est donc très difficile avec les tumeurs cérébrales. La fièvre doit être recherchée systématiquement, et pendant toute l'évolution de façon à saisir le moindre crochet et la plus petite élévation, fût-elle passagère. Il semble bien aussi qu'on puisse dire que le syndrôme d'hypertension intracrânienne soit moins complet et moins accusé que dans les tumeurs, comme l'indiquent nos observations. Absence de céphalée dans un cas, de vomissements dans les trois cas, de vertige dans les trois cas, de stase papillaire dans deux cas. C'est un côté important à préciser pour aider au diagnostic.

Il reste enfin toutes les nombreuses affections qui peuvent donner des signes de lésions en foyer. C'est ainsi que pour leur malade, Rendu et Boulloche avaient fait le diagnostic à un moment donné de l'évolution, de ramollissement cérébral, incités à rapporter les troubles cérébraux à la lésion cardiaque (rétrécissement mitral) pour laquelle ils la soignaient depuis plusieurs années.

Le diagnostic se pose donc avec le ramollissement cérébral, avec l'hémorragie. Mais nous avons signalé au cours de cette étude quelques côtés importants qui permettent sinon d'éliminer ce diagnostic, du moins d'orienter les hypothèses vers la véritable cause. Nous voulons parler de la variabilité dans les symptômes, des alternatives d'amélioration et d'aggravation dans les phénomènes paralytiques notamment, de *l'hémiplégie oscillante* si nettement caractérisée chez notre malade. C'est là un signe important et si on peut, à l'aide des arguments que nous avons réunis, éliminer d'une part la tumeur, d'autre part l'abcès aigu, peut-être pourra-t-on arriver, pendant la vie, au diagnostic exact d'abcès tuberculeux du cerveau, diagnostic qui n'a été fait dans aucune des observations que nous connaissons.

ETIOLOGIE. PATHOGÉNIE

(Tuberculose phlegmasique).

L'abcès tuberculeux du cerveau, tel que nous le comprenons, est dû au bacille de Koch, à l'état de pureté, nous n'envisageons pas, en effet, ceux qui peuvent résulter d'une infection secondaire chez les tuberculeux, ou ceux qui peuvent être dus à des associations de microbes pyogènes avec la tuberculose. Cette hypothèse semble pouvoir être écartée dans les observations qui ont servi à écrire ce travail, grâce à l'examen des frottis et grâce à la culture dans le cas de Rendu et Boulloche.

Un point sur lequel nous avons déjà attiré l'attention, est la coexistence, chez les malades morts d'abcès cérébral collecté tuberculeux, de tubercules jeunes dans plusieurs organes. Il semble donc qu'il s'agisse d'une dissémination du germe réalisée sous l'influence de causes inconnues. Tantôt il s'agit de sujets qui portaient déjà depuis quelque temps des lésions tuberculeuses (cas de Fraenkel par exemple chez lequel la tuberculose pulmonaire n'était pas non plus très ancienne), tantôt la granulie tuberculeuse semble avoir saisi un sujet en pleine santé. Par exemple notre malade était un adulte vigoureux, actif, vivant au grand air et l'examen des coupes des différents viscères semble indiquer des lésions toutes à peu près de même âge et il est difficile de dire celle qui a été la première en date et qui a été l'origine des autres. Les tubercules du poumon notamment siégeaient à la base, au milieu d'un parenchyme congestionné et n'avaient produit encore aucune perte de substance, alors que les sommets étaient libres de toute lésion. Dans de pareils cas la porte d'entrée de l'infection tuberculeuse est un problème qui semble bien difficile à résoudre.

Dieulafoy, dans son manuel s'exprime ainsi, au sujet de l'abcès tuberculeux du cerveau :

« Le bacille tuberculeux est capable, à lui seul, de déterminer des abcès cérébraux, Fraenkel, Rendu et Boulloche en ont rapporté des exemples. Il est question, dans ces cas, de malades atteints de granulie et le bacille tuberculeux, sans le secours d'aucun autre microbe, peut coloniser en pleine substance cérébrale grise ou blanche, et déterminer des abcès franchement phlegmoneux ».

La seconde question qui doit nous occuper dans ce chapitre, est celle de savoir pourquoi la tuberculose peut donner lieu dans le cerveau, dans de certaines conditions, à des collections purulentes ne différant en rien de celles de beaucoup d'abcès dus à des microbes pyogènes quelconques.

Dans l'étude des processus généraux non folliculaires dus au bacille de Koch, Gougerot dans sa thèse (bacillo-tuberculose non folliculaire, p. 176), s'exprime dans les termes suivants :

« Rare est la *réaction phlegmasique,* d'ordinaire elle n'est qu'ébauchée : quelquefois elle s'affirme par l'œdème, l'exsudation séreuse, la polynucléose, l'hyperhémie (lupus aigus non folliculaires atypiques, ulcérations atypiques de la peau et des muqueuses).

Ces réactions phlegmasiques sont reproduites expérimentalement par des *injections massives* de bacilles et surtout par la tuberculinisation de lésions tuberculeuses chroniques (Jarisch, Kromayer, Virchow, Unna, Strauss). »

Plus loin :... « Le bacille de Koch reproduit donc la plupart des réactions inflammatoires aiguës, il ébauche même la réaction phlegmasique (la bacillose aiguë revêt des formes multiples, septicémie de la typho-bacillose de Landouzy, bacillémie de Jousset, pyohémie à abcès « chauds » multiples). »

Les dermatologistes ont étudié des suppurations cutanées, des abcès hypodermiques, qu'ils ont cru pouvoir attribuer au bacille de Koch.

« Quelquefois la tuberculose produit d'elle-même, sans l'intervention de microbes étrangers, des suppurations plus superficielles que les gommes. A ces altérations que Gaucher a fait connaître, on peut donner le nom de *tuberculoses suppuratives*. Les abcès dermiques siègent dans le derme moins profondément que les gommes, ils s'ouvrent rapidement et donnent lieu à des ulcérations irrégulières, suintantes et recouvertes de croûtes molles et très lentes à se cicatriser d'elles-mêmes... La tuberculose pustulo-ulcéreuse, fréquemment associée à l'impétigo est caractérisée, au début, par de petites pustules qui ne diffèrent de celles de l'impétigo que par leur profondeur et par l'ulcération que leurs croûtes recouvrent.

A côté de ces formes pures, il s'en trouve de mixtes, formées par l'évacuation de pustules ulcérées, de tubercules lupiques, de gommes tuberculeuses et de pustules, d'abcès dermiques et de gommes soit dans un même point, soit dans des parties différentes. Cette association indique la véritable nature de ces lésions suppuratives, laquelle a d'ailleurs été mise en évidence par l'inoculation au cobaye. Le pus, inoculé par Gaucher dans le péritoine, produit une tuberculose à évolution lente. Ces tuberculoses sont à évolution bénigne et guérissent facilement. » (Pratique Dermatologique, T. 4, p. 667).

Jacquet et du Pasquier ont publié un cas de « tuberculose cutanée due à une ostéo-périostite sternale », au cours de laquelle se produisit en grande quantité un pus jaune, phlegmonneux, renfermant de très *nombreux bacilles de Koch*.

Ces indications montrent que dans certaines conditions, du reste assez mal déterminées (il faut cependant relever le nombre considérable des germes dans le cas de Jacquet et du Pasquier), le bacille de Koch peut donner lieu à un processus de suppuration aboutissant à la formation de pus d'apparence phlegmonneuse.

La pathologie cérébrale, les tentatives expérimentales faites par certains auteurs permettent de préciser plusieurs points d'un grand intérêt pour la question.

Il convient d'abord de citer les cas de *méningite tuberculeuse à polynucléose prédominante*.

« Niée et méconnue, cette forme est affirmée par de multiples faits, *elle n'est qu'un cas des réactions bacillaires phlegmasiques et aiguës*. Très rapide dans son évolution, la méningite bacillaire, qu'elle soit séreuse, congestive, hémorragique, infiltrée, nécrosante, peut être caractérisée par une réaction phlegmasique : exsudat fibrineux, œdème et polynucléose qui la rapproche des méningites coccienncs et rend le diagnostic si difficile à la ponction lombaire, à l'autopsie et à l'examen histologique. En effet, à la ponction lombaire, c'est une formule à polynucléose prédominante, et on hésite jusqu'à la constatation du bacille. A l'autopsie, les lésions non folliculaires n'ont rien de caractéristique : pas de granulations, au contraire un exsudat louche puriforme. A l'examen histologique, c'est la formule d'une réaction phlegmasique aiguë et, en l'absence de follicule, il faut la constatation du bacille pour être convaincu de la nature bacillaire des lésions ». (Gougerot, thèse, p. 145).

Dans une thèse sur la « polynucléose rachidienne et méningite tuberculeuse », J. Espinet conclut que la polynucléose peut s'observer au cours de la méningite tuberculeuse ; réaction primitive dans quelques cas, dans d'autres, elle fait suite à de la lymphocytose. Elle paraît être la forme de réaction méningée de défense contre un envahissement brutal et suraigu des méninges par le bacille de Koch, au moment d'une généralisation du processus tuberculeux à tout l'organisme, comme le prouvent la présence de bacilles dans le liquide céphalo-rachidien et les lésions granuliques rencontrées au cours des autopsies.

Les réactions du type phlegmasique paraissent donc, d'après ces documents, coïncider avec la présence d'un grand nombre de germes dans les tissus atteints. Le fait qu'on voit des collections purulentes, survenir chez des sujets qui ont présenté, au même moment, une granulie viscérale plus ou moins intense et plus ou moins généralisée, semble indiquer aussi que la virulence du bacille était très marquée dans ces cas. C'est une question qu'il est difficile cependant d'élucider. Chantemesse, à propos de la communication de Rendu et Boulloche à la société médicale des hôpitaux, ajouta les considérations suivantes : « Le bacille tuberculeux a eu, en effet, parfois des propriétés pyogènes, Koch a signalé que les bacilles morts causaient de la suppuration. Les abcès chauds s'observent surtout chez les vieux tuberculeux. Il semble, d'une façon générale, qu'un microbe habituellement non pyogène acquiert des propriétés suppuratives en séjournant longtemps chez les malades. Ainsi, les abcès causés par le bacille typhique, se voient surtout chez les sujets qui font une longue convalescence de fièvre typhoïde et qui n'ont pu se débarrasser de leurs bacilles d'Eberth. ».

En ce qui concerne la tuberculose se développant dans les centres nerveux, plusieurs points méritent d'être signalés, capables d'être indiqués comme susceptibles d'apporter quelques explications concernant les faits, en quelque sorte parodoxaux que nous étudions.

L'*Encéphalite aiguë tuberculeuse* a été établie par d'assez nombreux travaux. MM. Raymond et Cestan en ont même décrit des formes suraiguës. Bombici, Gangitano en ont aussi rapporté des observations. A l'autopsie les lésions sont celles des encéphalites hémorragiques aigües, sans rien de caractéristique : les foyers hémorragiques sont petits ou grands, nombreux ou uniques. L'hémorragie en foyer est le terme ultime de ce processus. La formule histologique est variable suivant la rapidité du processus. Les lésions suraiguës décrites par Raymond et Costan sont de la congestion vasculaire intense avec rupture des capillaires, infiltration des globules dans la gaine périvasculaire puis dans le tissu nerveux, diapedèse de *polynucléaires* tantôt disséminés, tantôt groupés en amas surtout autour des vaisseaux, prolifération des cellules névrogliques, dégénérescence des cellules nerveuses, pas de corps granuleux. Les lésions aiguës étudiées par Bombici présentent le même processus congestif et hémorragique avec néoformation de capillaires, infiltration cellulaire plus marquée, vascularites, exsudation séreuse et fibrineuse. Dans un cas de Gougerot l'infiltration cellulaire comportait de nombreux polynucléaires, ce qui, dit-il, indique l'activité du processus.

Ajoutons, pour mémoire, les différents types de lésions obtenus par Armand Delille avec l'éther et la chloroformobacilline en injection intracérébrale : 1°) abcès à contenu caséeux ; 2°) Masse jaune verdâtre ayant la consistance et l'aspect du tubercule cru ; 3°) Masse résistante presque scléreuse, de coloration brun-jaunâtre plus ou moins foncée. Cette masse constitue le plus souvent un noyau affectant la forme d'une amande ou d'une lentille. Ces lésions n'ont évidemment rien de commun avec la collection purulente telle que nous l'avons vue constituée et due à la pullulation des bacilles de Koch au sein de la masse cérébrale.

La tuberculose évoluant dans le tissu nerveux ne se comporte pas de la même façon que pour les autres viscères. Il est frappant déjà de voir combien les tubercules sont rares dans les centres nerveux par rapport aux tubercules qui atteignent les autres viscères. Ces lésions histologiques présentent souvent des différences avec celles qu'on rencontre habituellement, comme l'a indiqué Alquier. Dans une étude très intéressante sur la tuberculose expérimentale du cerveau, Renaud, en injectant des quantités considérables de bacilles soit dans la substance cérébrale elle-même, soit dans les carotides, constate que les microbes ne restent pas longtemps dans le tissu nerveux, ils passent dans les méninges et dans les ventricules. Du reste, au bout de 48 heures ils deviennent rares, on en voit qui sont phagocytés. « Ces faits, dit l'auteur, montrent que le cerveau arrive à se débarrasser facilement des bacilles qu'on a introduits dans l'intimité de ses tissus ; il serait peut-être possible d'expliquer les phénomènes par une atténuation du bacille de Koch au contact du tissu cérébral. Il est bien certain que tous les organes ne sont pas égaux devant l'infection tuberculeuse. N'a-t-on pas montré, ces temps derniers, de plusieurs côtés, que le bacille tuberculeux envahit avec prédilection le poumon, quelle que soit la porte d'entrée. Nous avons constaté des phénomènes analogues quand, inoculant dans le parenchyme rénal des cobayes, nous produisions une tuberculose viscérale massive des poumons, rate et foie, alors qu'il n'existait au niveau du rein qu'un tubercule d'inoculation insignifiant. Il nous semble donc possible d'admettre que le cerveau du lapin est capable, dans les conditions où nous nous sommes placés, de détruire le bacille de Koch ou d'en atténuer la virulence. »

En comparant ces notions à celles indiquées par Chantemesse que nous venons de citer, on pourrait donc concevoir que la suppuration produite dans nos abcès le soit par une certaine atténuation du microbe due à ce fait qu'il s'est développé dans le tissu cérébral.

La multiplication extrême des germes à l'intérieur de l'abcès semble anormale si l'on admet cette hypothèse. Cependant grand nombre de microbes et virulence atténuée de ces microbes ne sont peut-être pas incompatibles, et cette conception pathogénique n'est certainement pas à rejeter d'emblée.

OBSERVATIONS.

Observation de Fraenkel

Sur l'abcès du cerveau tuberculeux (Deut. Med. Woch., 1887, 5 mai).

Mécanicien de 23 ans.

Antécédents ne présentent rien d'important à signaler. Depuis deux ans il tousse fréquemment, mais il n'existe pas d'expectoration.

Il y a sept semaines il éprouva des troubles de la parole survenus subitement.

Trois jours après survint de la paralysie de la jambe gauche (?), qui l'oblige à garder la chambre. Cette paralysie disparaît, mais une semaine après le bras droit est atteint, il y a amélioration, puis de nouveau aggravation peu après.

Il est hospitalisé le 14 mars 1887.

C'est un sujet amaigri. Pouls 60. Température 36°2. Au sommet gauche existe de la diminution du murmure vésiculaire et quelques râles. De même en arrière.

L'intelligence paraît intacte, le malade comprend tout ce qu'on lui dit. Les pupilles sont égales. Il y a une paralysie assez marquée du facial inférieur droit. Pas de parésie des moteurs oculaires externes. Il ne paraît pas y avoir d'hémianopsie. La langue est un peu déviée à droite, ses mouvements sont paresseux.

La parole est très difficile à comprendre à cause d'une dysarthrie accentuée. Le malade indique et prend correctement les objets voisins qu'on lui nomme, mais il est hors d'état de leur donner un nom quand on les lui montre. Dans une suite de nombre qu'il essaye de dire, apparaissent tout à coup des mots incompréhensibles. La prostration croissante du malade empêche du reste de continuer longtemps ce genre d'examen.

L'extrémité supérieure droite est presque complètement paralysée. De légers mouvements sont seuls possibles dans l'articulation du coude. Quelques mouvements, d'abord possibles dans l'épaule, disparaissent ensuite. La musculature des jambes est très amaigrie. La jambe droite est plus affaiblie d'abord, puis la paralysie devient égale des deux côtés.

La sensibilité est diminuée du côté droit.

Les reflexes patellaires, chrémastériens, abdominaux existent et sont symétriques des deux côtés.

Le visage exprime de la douleur et le malade se plaint de céphalée vive, prédominant dans la région frontale gauche.

La percussion est douloureuse, mais surtout dans la région temporale droite.

La température et le pouls ne présentent rien de particulier.

Il peut lire des mots simples et répond aux questions qu'on lui pose avec exactitude, mais par gestes, indiquant, par exemple, avec ses doigts combien il a de frères et de sœurs.

Le 18 mars, il y a aggravation de l'état. Après s'être plaint de violents maux de tête, il tombe dans un état de somnolence dont il est difficile de le faire sortir. La déglutition devient impossible. Les extrémités ne peuvent plus être remuées. Les pupilles se dilatent. Le coma s'installe définitivement et la mort survient.

L'examen du fond d'œil n'avait donné que des résultats négatifs, les contours des deux papilles étaient nettement délimités, le réseau vasculaire ne présentait rien de particulier.

AUTOPSIE. — *Cœur :* Sur la mitrale on note deux ou trois petites verruquosités transparentes. *Les deux poumons* présentent des tubercules au sommet, de petit volume, comme un grain de chènevis en général.

Cerveau. : La dure-mère est tendue.

Les méninges molles, ne présentent pas d'altération. Les circonvolutions sont aplaties. La région frontale gauche est saillante. Dans l'hémisphère gauche siège un abcès gros comme un œuf de poule, dont le contenu est sous pression assez élevée; à la coupe, le pus s'échappe avec violence. Il y a au moins 30 centimètres cubes de pus, il est épais et jaunâtre. L'abcès est situé dans la substance blanche. Il a épargné la corticalité ainsi que les ganglions centraux, mais la capsule interne est lésée assez profondément. La paroi est constituée par une membrane de 2 à 3 millimètres. La partie avoisinante du cerveau est molle et œdémateuse, blanc-jaunâtre, en particulier la portion de la capsule interne épargnée.

Rien de spécial pour les autres organes.

Examen histologique. — La partie interne de la paroi est constituée par du tissu de granulation avec vaisseaux et nombreuses cellules rondes souvent rassemblées en amas.

Dans la partie externe, tissu conjonctif avec infiltration cellulaire formant capsule. Pas plus dans l'une que dans l'autre de ces deux zones n'existent de cellules épithélioïdes, ni de cellules géantes. Des bacilles *innombrables* sont colorés dans le tissu de granulation, il y en a quelques-uns, en moindre quantité dans la capsule conjonctive externe.

Deux hypothèses peuvent être soutenues Ou bien un même processus indépendant de tout ramollissement a réalisé seul les lésions. Ou bien après la fonte d'un tissu pathologique s'est ajouté un processus de suppuration. Le fait que nous n'avons pas trouvé, malgré des recherches répétées, de microbes dans l'intérieur de l'abcès, permet de croire que le bacille tuberculeux est bien seul responsable de la constitution de cette collection purulente.

Le fait que le pus était en quelque sorte sous tension dans la poche et s'est échappé avec violence quand on l'a incisée, plaide en faveur d'une exsudation active et non d'un ramollissement.

Observation de Rendu et Boulloche (Abrégée) :

Méningite tuberculeuse chez une femme atteinte de rétrécissement mitral : abcès concomitant du corps strié (Société médicale des Hôpitaux, 31 juillet 1891).

Femme de 38 ans, entre le 28 juin 1891. Soignée depuis cinq ans pour rétrécissement mitral suite de rhumatisme. Cette malade revient à l'hôpital pour troubles asystoliques.

Le poumon très engoué présente des signes de bronchite diffuse qui entre pour une part importante comme cause de l'oppression et de la cyanose. Il existe de plus de la dyspepsie marquée et de l'amaigrissement consécutif. Elle se plaint aussi de céphalée.

Cette céphalée augmente de plus en plus. Le pouls est régulier. La malade devient somnolente, elle suit difficilement la conversation, présente un certain degré de bredouillement et d'aphasie et un affaiblissement de la mémoire.

L'examen des membres ne montre encore aucune paralysie, mais une faiblesse générale ; elle serre mal des deux côtés et redevient somnolente dès qu'elle a fait le moindre effort. On pense à un ramollissement cérébral.

17 juillet. — Les symptômes cérébraux sont plus accentués. Il apparaît de la paralysie faciale gauche manifeste, avec déviation de la commissure buccale qui est entraînée à droite dès que la malade parle et de plus un affaiblissement marqué de la main gauche qui serre à peine, alors que la main droite fournit encore une pression assez notable.

En outre le pouls a changé de caractère : il devient mou, inégal, intermittent, excessivement lent : il bat 48 fois par minute. C'est un type de pouls bulbaire.

Ce jour là, pour la première fois, l'hypothèse d'une tuberculose méningée est discutée mais émise avec doute, car il semble plus rationnel de rattacher à l'affection cardiaque la lésion cérébrale.

18 juillet. — Le tableau clinique est tout à fait celui d'une méningite tuberculeuse compliquée de paralysie. La malade, inconsciente et indifférente est presque dans le coma : son intelligence est obtuse, sa parole indistincte, elle cherche cependant à répondre aux questions. L'hémiplégie faciale gauche est plus accentuée que la veille : la langue est tirée difficilement au dehors et dépasse à peine l'arcade dentaire ; elle semble également déviée à gauche. Le bras gauche est inerte et complètement paralysé ; la jambe gauche se meut encore, mais lentement et avec peine : il y a donc hémiplégie générale, incomplète, pour le membre inférieur, complète pour le membre supérieur. La sensibilité n'est pas abolie : le pincement de la peau est perçu, mais lentement, plutôt par paresse intellectuelle que par anesthésie véritable : la sensibilité réflexe est conservée, mais les réflexes patellaires sont abolis des deux côtés. Il n'y a pas d'inégalité ni de dilatation pupillaires. Le pouls est encore lent et inégal, à 56 pulsations. Le ventre est déprimé :

19 juillet. — Les membres sont en résolution, la flaccidité étant plus complète à gauche qu'à droite. Pupilles contractées, égales. Ventre en bateau, pouls inégal à 72.

Le lendemain ascension brusque de la température à 40 degrés, pouls à 130. Respiration fréquente et suspirieuse. Mort le soir.

AUTOPSIE. — Retrécissement mitral. — *Cerveau.* — La dure-mère et l'arachnoïde de la convexité sont normales. A la base la pie-mère offre des lésions caractéristiques. Il existe un semis de granulations tuberculeuses récentes extrêmement fines le long des vaisseaux de la scissure sylvienne, ainsi que des artères cérébrales postérieures. Au niveau du vermis supérieur du cervelet se voient des exsudats granuleux peu épais, non purulents. Dans la scissure sylvienne, les granulations sont nombreuses, mais pures de tout exsudat : les deux feuillets de la méninge ne sont pas soudés, et les circonvolutions pariétales de la scissure, non plus que celles du lobule de l'insula, ne présentent aucune trace de ramollissement. Seules les petites artérioles ont sur leurs parois des épaississements et des nodules constitués par de fines granulations tuberculeuses.

Il existe un certain degré d'hydropisie ventriculaire.

A la section, le *corps strié* droit est deux fois plus volumineux que le gauche. Il bombe dans la cavité ventriculaire et semble près de s'ulcérer ; sa surface est molle et grisâtre, presque pulpeuse ; sa consistance fluctuante ; il est évident qu'il est le siège d'un foyer de ramollissement ou d'une collection liquide. En sectionnant le corps strié, on obtient un *pus crémeux épais, verdâtre*, d'apparence nettement phlegmoneuse, qui est immédiatement recueilli, avec toutes les précautions possibles, dans une pipette stérilisée pour être examiné au point de vue bactériologique. Ce pus est enkysté dans une sorte de coque inflammatoire, à parois injectées et tomenteuses, très vasculaires, du volume d'un gros œuf de pigeon. Cette zone d'encéphalite périphérique a un millimètre d'épaisseur environ et tranche par sa coloration et sa consistance sur le tissu cérébral adjacent, qui est comprimé et refoulé, mais non ramolli. Le pus, quoique voisin de l'épendyme ne s'est pas ouvert dans le ventricule et est resté enclavé dans son foyer.

Le reste de l'encéphale est sain ; l'hémisphère gauche et le corps opto-strié sont normaux.

En sectionnant le cervelet, on trouve à la périphérie du lobe droit un petit abcès lenticulaire, également enkysté, et contenant un pus crémeux, cet abcès ne semble s'être produit cliniquement par aucun symptôme.

On trouve des tubercules dans les poumons : ils sont à l'état de tubercules miliaires, quelques-uns formant déjà de petits amas confluents non encore caséeux.

Il existe encore quelques tubercules dans les reins et sur le péritoine, dans le cul-de-sac retro-utérin.

Ce qui constitue l'intérêt et aussi la difficulté du cas, c'est l'association de deux lésions cérébrales, en général incompatibles, à savoir : la présence d'une tuberculose granuleuse des méninges et d'un *abcès présentant tous les caractères extérieurs d'un abcès phlegmoneux*.

Sur aucun point (oreilles, rochers, fosses nasales, sinus

frontaux, intestin, appendice, utérus) on ne peut trouver de foyer suppuré ni d'ulcération capables d'être le point de départ de l'infection.

Le pus de l'abcès cérébral renferme le bacille *en quantité vraiment prodigieuse*, telle que jamais on ne le rencontre dans les crachats des cavernes tuberculeuses les plus invétérées.

Le bacille de Koch est le seul microbe trouvé dans le pus. Les ensemencements sur agar et sur gélatine n'ont donné lieu au développement d'aucune culture secondaire. *Il est donc certain que le bacille de Koch développé d'une façon exubérante et excessive est devenu spontanément pyogène et a créé de toutes pièces des abcès chauds en tous points comparables aux collections phlegmoneuses qui se développent au cours des otites à streptocoques ou à pneumocoques.*

C'est là un fait rare, et jusqu'à un certain point exceptionnel, car, bien que la présence d'exsudats suppurés se rencontre dans la méningite tuberculeuse, elle ne s'y montre nullement avec le même caractère. C'est au milieu des dépôts caséeux qui s'accumulent à l'entrée de la scissure de Sylvius ou autour du bulbe et du cervelet, que l'on trouve parfois, quoique rarement, des nappes puriformes.

Mai ce qui fait la singularité de l'observation actuelle, c'est que précisément la méningite tuberculeuse était aussi clairsemée que possible, et qu'à un examen sommaire elle eut certainement échappé, n'ayant déterminé ni exsudats caséeux, ni même d'adhérences entre les deux feuillets de la méninge sylvienne. Et pourtant, à côté de ces lésions embryonnaires, de cette germination tuberculeuse périvasculaire à peine visible, voici une région du cerveau où se développe une colonie bacillaire énorme, tellement énorme qu'elle provoque une réaction inflammatoire active, à l'égal des agents pyogènes les plus virulents.

Observation personnelle (1).

V..., âgé de 51 ans, employé de chemin de fer, entre le 14 janvier 1910 dans le service de M. le Pr Raymond.

Ses antécédents ne présentent rien de très particulier, ses parents sont morts très âgés. Lui-même a eu la rougeole, la scarlatine, la fièvre typhoïde à l'âge de 12 ans. Il nie tout antécédent vénérien. Marié deux fois il a eu six enfants. Les deux enfants du premier lit sont morts l'un à 25 ans de tuberculose pulmonaire, le second en bas âge à la suite d'entérite.

C'est un homme très vigoureux, très robuste qui faisait son métier sans aucune fatigue. À part les quelques maladies infectieuses que nous avons signalées, il a toujours été bien portant.

L'affection pour laquelle il entre à l'hôpital, a débuté brusquement et l'a surpris par une sorte d'ictus pendant qu'il était à son travail.

Cependant quatre jours avant il avait éprouvé du malaise, de la fatigue, il dormait mal la nuit et pendant trois jours, il garda la chambre, pensant plus prudent de ne pas aller à son travail. Cependant il n'existait pas à ce moment de symptômes bien nets, pas de céphalée, pas de fièvre.

Le quatrième jour après ce léger accès que le malade prit pour un peu de *grippe*, il se sent assez fort, et le 2 décembre 1909, il retourne à son travail. Il peut aller et venir, vaquer à ses occupations (chef de district) pendant toute la matinée. A 3 heures, il éprouve subitement un *choc dans le flanc droit*. Il peut cependant faire quelques pas, mais il est obligé de s'asseoir. En voulant se relever quelques instants après, il s'aperçoit qu'il est paralysé du côté droit. On le transporte chez lui. Il faut noter l'absence de céphalée et de vomissements.

Le soir même il est atteint de crises d'épilepsie Jaksonienne du

(1) Je dois remer[illegible] MM. Baudouin et Pierre Merle qui m'ont permis d'étudier ce cas avec eux dans le service et le laboratoire de M. le Pr Raymond et de m'en servir pour cette thèse.

côté droit. Ces crises furent même très fréquentes la première nuit, et son entourage put en compter une quinzaine.

Depuis cette époque jusqu'au moment de son entrée à l'hôpital, l'affection, dans son ensemble, a été en progressant, tant au point de de vue des crises convulsives que des phénomènes paralytiques.

Mais il faut noter une période d'amélioration très notable de quinze jours environ, du 15 décembre au 1er janvier, pendant laquelle les crises disparurent presque complètement avec retour de la force musculaire, au point que vers le 1er janvier le bras droit était assez solide et assez adroit pour permettre au malade d'écrire des lettres.

Dans la première quinzaine de la maladie, les crises avaient lieu deux ou trois fois par jour en moyenne. Dans la dernière période elles ont augmenté progressivement de nombre et d'intensité avec du reste, des périodes d'amélioration et des périodes d'aggravation.

Il faut noter, pendant toute cette période, l'absence d'ictus proprement dit au début, puis l'absence de céphalée, de vomissements et même de vertiges.

Les médecins qui soignèrent le malade pendant cette période, pensant à la possibilité d'un processus syphilitique essayèrent du traitement mercuriel, sans aucun résultat du reste. On fit environ une dizaine de piqûres de sels solubles.

EXAMEN ET SYMPTOMES PENDANT LE SÉJOUR A L'HÔPITAL. *Les crises convulsives.* — Leur fréquence est très variable. Nous avons noté que le malade en avait eu quinze dans la première nuit, après le début de la maladie.

Pendant huit jours il en eut ensuite une tous les deux jours environ, puis deux ou trois seulement pendant la période d'amélioration indiquée, jusqu'au 1er janvier.

Pendant la première partie de janvier tous les trois jours à peu près. Vers le 15 janvier, au début de son entrée à l'hôpital, il en avait deux ou trois, chaque jour ; les crises s'espacent ensuite et il n'en a plus que tous les deux ou trois jours.

Pendant la dernière période de la maladie il en a généralement tous les jours, tous les deux jours, rarement plusieurs par jour.

Leur caractère a subi également des variations.

Au début de la maladie, les convulsions étaient localisées dans les muscles de la nuque et dans le membre supérieur du côté droit, mais il existait également des secousses dans la jambe droite.

Pendant une période, les crises prédominaient même dans le membre inférieur, et au moment de la période d'amélioration, pendant laquelle le malade put écrire, la jambe seule était atteinte de secousses convulsives. Vers le 1er janvier, le bras se paralyse de nouveau et les phénomènes convulsifs disparaissent, en ce qui concerne le membre inférieur. On n'a pas remarqué de convulsions de la face pendant cette période.

Pendant le séjour à l'hôpital, correspondant à la fin de la maladie, les crises ont le caractère suivant :

Les muscles intéressés sont surtout les muscles du cou, de l'épaule et du bras du côté droit. L'accès débute sans cri initial ni aura bien nette. L'épaule s'élève et la tête s'incline du côté droit, le bras se raidit et se met en adduction. Cependant, les muscles de la main et de l'avant-bras ne se contractent pas. Les secousses convulsives ne changent guère depuis le commencement jusqu'à la fin et la division entre convulsions toniques et cloniques n'est pas facile à établir. Il s'agit de secousses à amplitude assez vastes; la résultante des contractions musculaire ayant surtout comme effet d'élever le moignon de l'épaule, de rapprocher le bras du tronc et d'incliner la tête du côté droit par secousses successives. On ne remarque rien à la face, ni rien au membre inférieur. Pas d'émissions involontaires d'urine. Pendant la crise, la conscience est conservée et la plupart du temps, il est possible d'obtenir des réponses.

Dans l'intervalle des crises, le malade ne se plaint pas de céphalée, il ne vomit pas. Son appétit est, du reste, très diminué et il ne s'alimente qu'en buvant du lait : environ deux litres par jour.

On note cependant quelques symptômes fonctionnels importants.

La somnolence est très marquée, le malade dort la nuit et le jour et il est souvent difficile de l'arracher de sa torpeur, malgré sa bonne volonté et son désir de répondre aux questions qu'on lui pose. L'engourdissement intellectuel fait des progrès tousles jours et la conversation devient de plus en plus difficile avec lui ; il n'arrive à réunir ses souvenirs et ses idées, qu'après beaucoup d'efforts. La parole est difficile, lente, pâteuse et embarrassée. Il trouve péniblement ses mots, mais ne présente pas d'aphasie, ni de paraphasie à proprement parler. De même, la lecture est presque impossible, il passe des mots, ne paraît pas comprendre ce qu'il a lu et ne peut ensuite le répéter, pour peu que la phrase soit un peu compliquée. Il est cependant capable d'exécuter un ordre écrit, quand il est simple. Il s'agit donc d'un état de torpeur intellectuelle portant sur l'ensemble des facultés.

L'examen somatique indique très nettement une *hémiplégie droite*. La face est intéressée, dans le domaine du facial inférieur, l'asymétrie, à partir du moment de l'entrée à l'hôpital, devient même de plus en plus marquée. Le bras est complètement flasque ; aucun mouvement spontané n'est possible. Au point de vue des membres nférieurs, la marche et même la station debout sont impossibles. La jambe droite peut être élevée à 20 centimètres au-dessus du plan du lit, mais elle retombe aussitôt et ne peut être maintenue dans cette position.

Le réflexe achilléen est plutôt un peu diminué du coté droit, par rapport au côté gauche. Les réflexes tendineux du membre supérieur sont à peu près identiques et symétriques à droite et à gauche. Les chrémastériens et abdominaux sont diminués à droite. Le réflexe cutané plantaire provoque nettement la flexion de l'orteil à gauche et l'extension à droite.

L'exploration de la sensibilité donne les résultats suivants : au tact (pinceau de blaireau), il y a anesthésie pour toute la moitié droite du corps. Le contact n'est jamais signalé. Il est, du reste, impossible de faire de différence entre l'extrémité ou la racine des membres.

A la piqûre, on constate une hypoalgésie très nette pour toute la moitié droite du corps. En augmentant l'intensité de la piqûre, on finit par avoir des réactions de défense : la sensation commence à apparaître vers la racine du membre, les troubles de sensibilité sont donc plus accusés à l'extrémité qu'à la racine des membres. Cette différence est surtout appréciable pour le membre supérieur. La localisation de la piqûre est souvent impossible, quand on pique du côté droit, elle manque toujours de rapidité et de précision, alors qu'elle est parfaite quand on s'adresse du côté gauche.

A la chaleur et au froid, les renseignements manquent de précision et l'état de torpeur intellectuelle, qui va en augmentant, ne permet pas d'obtenir des renseignemets suffisamment précis.

La face présente des troubles de sensibilité moins marqués que e reste des téguments.

L'odorat, le goût, ne semblent pas sensiblement altérés quoique un peu émoussés aussi bien à gauche qu'à droite, l'ouïe n'est pas troublée ni à droite ni à gauche.

L'examen oculaire montre que les papilles réagissent bien à la lumière et à l'accomodation. L'ophtalmoscope indique que les papilles à droite et à gauche ont un contour flou, mal limité. Les vaisseaux sont dilatés et tortueux, l'ensemble de la papille est très fortement congestionné. Il y a légère saillie et début de stase (M. Galezowski).

La *ponction lombaire* permet de reconnaître une hypertension marquée. A l'aide d'un manomètre à air libre, adapté à l'aiguille, on voit la colonne de liquide céphalo-rachidien s'élever à 340 millim. alors que la normale, dans les mêmes conditions (position couchée, decubitus latéral) est d'environ 120 à 150 au maximum.

L'examen cytologique du culot de centrifugation n'indique aucune réaction cellulaire, pas de lymphocytose ni de polynucléose.

En présence de ces symptômes on fait le diagnostic de tumeur cérébrale à évolution relativement rapide, à manifestations cliniques débutant brusquement. Cette allure symptomatique se voit en effet dans certains cas, au cours de certaines néoplasies cérébrales, de certains gliomes par exemple.

L'absence de lymphocytose, la présence de l'hypertension intracrânienne et de la stase papillaire étaient bien faites pour fortifier cette hypothèse.

Pendant le séjour à l'hôpital, l'état s'aggrave progressivement. La torpeur, la somnolence en particulier, avec l'affaiblissement global des facultés intellectuelles deviennent de plus en plus marqués.

On décide une intervention chirurgicale qui est pratiquée le 10 février dans le service de M. le professeur Segond, par le Dr de Martel. Elle consiste en une trépanation décompressive dans la région pariétale gauche réalisant une large ouverture, dont les diamètres mesurent 12 et 15 centimètres environ. La dure-mère n'est pas incisée et on réserve pour un second temps la mise à nu de la substance cérébrale et la recherche de la tumeur dans la région motrice.

La décompression est suivie d'une légère amélioration, mais le malade retombe bientôt après dans la somnolence et la torpeur, et il meurt trois jours après.

Autopsie. — Le cerveau est légèrement congestionné, mais il n'existe aucune trace de méningite en aucun point de la convexité ni de la base. La section de l'hémisphère gauche par coupes horizontales parallèles amène la découverte d'un *volumineux abcès* du centre ovale. Il est environ du volume d'un œuf de poule et rempli d'un pus jaune-verdâtre, crémeux, parfaitement bien lié, s'échappant de la masse cérébrale aussitôt après la section pratiquée. Le pourtour de l'abcès présente dans ces deux tiers environ, une sorte de paroi, d'ailleurs peu épaisse et peu nettement différenciée macroscopiquement, ailleurs il n'existe pas de paroi appréciable (cf. *fig. 1*).

Le tissu cérébral avoisinant est congestionné et présente une couronne de ponctuations hémorragiques dues à la congestion capillaire. Rien à noter dans le reste de l'encéphale si ce n'est un léger degré de congestion ; on croit être en présence d'un abcès dû à des pyogènes vulgaires et on pratique sur lame plusieurs frottis qui sont mis en réserve.

Les viscères sont en général congestionnés, le foie, le rein, la rate au niveau desquels on ne note aucune lésion macroscopique. Les poumons sont également congestionnés. A la base droite il existe un foyer peu volumineux constitué par l'agglomération d'éléments jaunâtres au milieu d'un tissu congestionné. On croit être en présence d'un noyau de broncho-pneumonie. Le reste du poumon est sain et les sommets ne présentent aucune trace de tubercule en évolution ou cicatrisé.

Après quelques jours passés dans le formol, des coupes seriées permettent de localiser l'abcès d'une façon plus précise. Gros comme un œuf de poule environ, il est ovoïde à petite extrémité supérieure. Son grand axe est dirigé obliquement de haut en bas et d'arrière en avant. Son pôle inférieur situé à la partie moyenne du cerveau atteint la hauteur du corps calleux au niveau du tiers postérieur du sillon opto-strié, en aplatissant le ventricule latéral dont il refoule la paroi sans l'entamer. Le pôle supérieur atteint presque la convexité et répond, à cet endroit, à l'union du tiers postérieur de l'hémisphère avec les deux tiers antérieurs. Cette extrémité supérieure affleure les circonvolutions de la face interne de l'hémisphère, 5 à 6 millimètres séparent à cet endroit l'abcès de la surface libre.

C'est dans la partie postérieure du centre ovale qu'est situé l'abcès dans son ensemble.

Toute la partie postéro-supérieure de l'hémisphère est pour ainsi dire tuméfiée et, sur les coupes passant plus bas, la capsule interne paraît avoir une situation plus antérieure que sur un cerveau normal.

Examen cytologique, bactériologique et histologique. *Le pus.* Nous avons vu ses caractères macroscopiques. Jaune verdâtre, bien lié il est identique au pus d'une collection suppurée due à un microbe pyogène quelconque et l'hypothèse d'un processus tuberculeux ne vient pas même à l'esprit.

L'examen des lames colorées par les bleus, le violet de gentiane, le gram montrent de nombreux bacilles de petite dimension, d'ailleurs assez faiblement colorés. Quand on pratique la méthode de Ziehl, on constate qu'il s'agit en réalité, de bacilles acido-résistants qui sont en nombre considérables. Tantôt isolés, tantôt par petits amas, ils sont altérés en majorité et présentent des petites vacuoles et quelques-uns apparaissent fragmentés.

Quand à ce pus lui-même, il est riche en éléments nécrosés qui ne sont plus facilement reconnaissables et les lames sont recouvertes d'un épais enduit amorphe. Cependant les cellules conservées que l'on peut identifier sont presque toutes des polynucléaires.

A part les bacilles tuberculeux en très grand nombre, on ne reconnait aucun autre microbe.

Les *parois de l'abcès*. Nous avons vu qu'il existait des points sans parois macroscopiquement apparentes. En ces endroits les coupes montrent que la cavité de l'abcès est tapissée par une couche assez épaisse de cellules très altérées. Les couches plus profondes sont mieux conservées et on constate en ces points qu'il s'agit en très grande majorité de polynucléaires, dont les noyaux très altérés sont en voie de pycnose et de désintégration. Ces cellules s'infiltrent progressivement dans le tissu nerveux voisin, sans qu'il y ait de démarcation nette entre le tissu sain et les bords de l'abcès. Un point important à signaler est l'altération profonde des petits vaisseaux dans ces régions Leur paroi est dégénérée, amorphe, nécrosée et presque tous, quand il s'agit de capillaires, sont thrombosés et ne présentent plus de lumière visible. Les vaisseaux plus gros présentent aussi des altérations de leurs parois. Les fibres conjonctives qui les constituent sont souvent aussi en voie d'altérations nécrotiques et il existe dans leurs interstices de l'infiltration cellulaire (cf. *fig.* 2).

Dans les régions où il existe une paroi véritable à l'abcès on peut distinguer trois zones.

La plus interne est en somme une couche de pus où tous les éléments sont nécrosés et où les cellules ne sont plus guère reconnaissables.

Dans la zone moyenne les cellules quoique très altérées sont cependant possibles à identifier, et on constate qu'il s'agit surtout de polynucléaires mélangés à des débris amorphes et à des fragments de noyaux désintégrés.

Tous ces polynucléaires ont leurs noyaux sombres et fragmentés répondant à la structure habituelle des *globules de pus*.

Il existe aussi quelques cellules mononucléées et parmi elles certaines ont un noyau rond, petit et net et au protoplasme abondant, bien limité, prenant uniformément l'éosine. On trouve aussi des macrophages volumineux dont le protoplasme a englobé parfois plusieurs polynucléaires.

La zone la plus externe qui forme la limite de l'abcès et le sépare du tissu nerveux voisin est formé par une bande de tissu, conjonctivo-vasculaire très nettement différencié. Cette couche est relativement épaisse, elle est formée par des fibres de collagène en réseau assez serré et ces fibres peuvent être colorés par le van Gieson.

Les vaisseaux qu'on rencontre dans cette couche sont de tous diamètres, les uns pourvus d'une paroi relativement épaisse, les autres avec une paroi très mince ou à peine appréciable constituant des néo-capillaires. Vaisseaux et fibres conjonctives sont parsemés de quelques cellules rondes.

Du côté de la cavité de l'abcès, la paroi conjonctive envoie quelques pinceaux de fibres. Du côté du tissu nerveux, le tissu conjonctif se raréfie progressivement. Il y a cependant une limite très nette entre le tissu cérébral et la bande fibro-vasculaire.

En aucun point de la paroi ou de son voisinage on ne trouvede cellules géantes, ni même de tissu épithélioïde. Il faut noter cependant l'intensité et la diffusion du processus nécrotique, l'altération des parois vasculaires et la thrombose des capillaires.

Les Bacilles tuberculeux sont en nombre vraiment extraordinaire dans toute l'épaisseur de ces coupes, criblant la préparation et apparaissant tantôt isolés et disséminés, tantôt agglomérés par petits paquets. Ils existent non seulement dans les régions constituées par les amas cellulaires en partie nécrosés de la partie interne de la paroi, mais encore dans la zone scléro-conjonctive périphérique : ils sont même très abondants en ces endroits (cf. *fig. 3*).

Les bacilles paraissent un peu moins nombreux dans les points où manque la paroi proprement dite et où le pus pénètre dans la substance nerveuse sans limite de séparation nettement tranchée. Quand on s'écarte des parois de l'abcès et qu'on explore le tissu nerveux voisin, on ne trouve plus aucun bacille. Au niveau de la paroi scléro-conjonctive notamment, les bacilles, n'existent plus aussitôt qu'on dépasse la limite externe.

Méninges. Il n'existe aucune lésion dans tous les points examinés au point de vue histologique et bactériologique.

La moelle cervicale, est saine.

Diverses portions de l'encéphale à distance ne présentent aucune lésion, à part un certain degré de dilatation vasculaire et de congestion qui était déjà appréciable macroscopiquement.

Poumon. Les lésions constatées à l'autopsie sont constituées par de l'infiltration tuberculeuse. Il existe en ce point un grand nombre de *tubercules agglomérés* de structure typique avec cellules géantes, bacilles, tissu épithélioïde, couronne de cellules lymphoïdes. Il s'agit de lésions de date récente, n'ayant encore produit aucune désintégration du parenchyme pulmonaire.

Foie. Il existe un certain degré de congestion périsushépatique avec dislocation des travées. Par places, on voit de véritables petites hémorragies, généralement à la partie moyenne, entre la zone portale et la zone sus-hépatique. Les cellules vacuolaires graisseuses sont assez abondantes, tantôt dans la partie périphérique du lobule, tantôt dans la région périsushépatique.

Il existe enfin *plusieurs follicules tuberculeux* de structure typique avec nécrose centrale et nombreuses cellules géantes.

Rate. Dans cet organe existent aussi *plusieurs tubercules* de structure classique. Certains sont seulement constitués par un tissu épithélioïde central en voie de nécrose et une couronne de lymphocites. En dehors de ces tubercules, on note que les travées fibreuses de soutien sont épaisses. Les follicules de Malpighi sont volumineux. La pulpe est assez dense, riche en cellules mononucléées et en cellules chargées de pigment.

Les reins, le pancréas, les surrénales, le thyroïde, le myocarde examinés ne présentent pas d'altérations importantes à signaler.

Il s'agit donc bien, dans ce cas, d'un *abcès tuberculeux du cerveau.*

DEMONCHY, *Abcès tuberculeux du cerveau.*

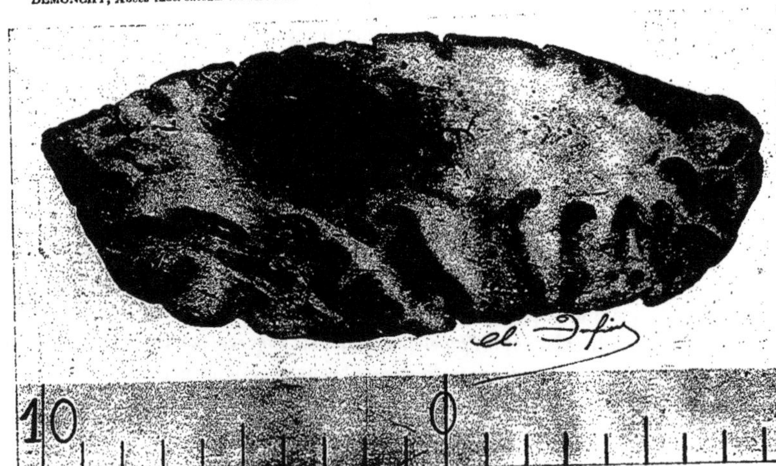

Fig. 1. — Aspect macroscopique de l'abcès.

G. STEINHEIL, ÉDITEUR.

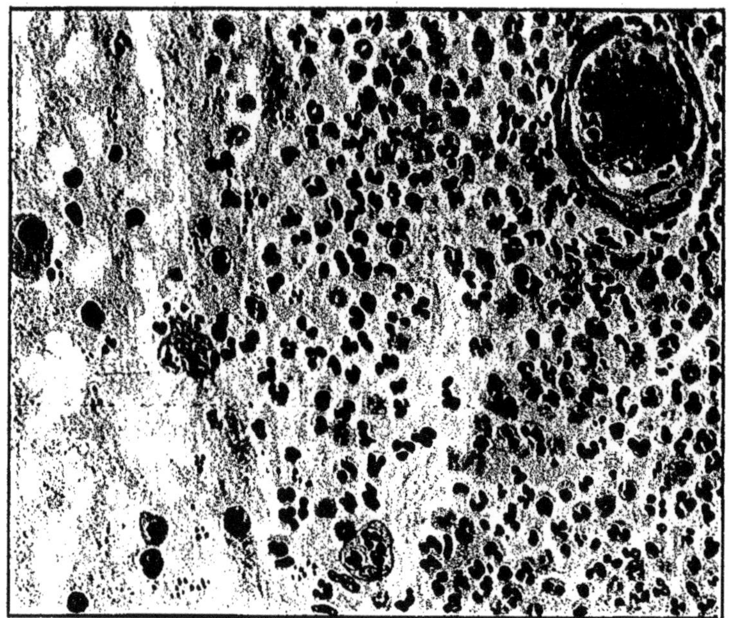

Fig. 2.

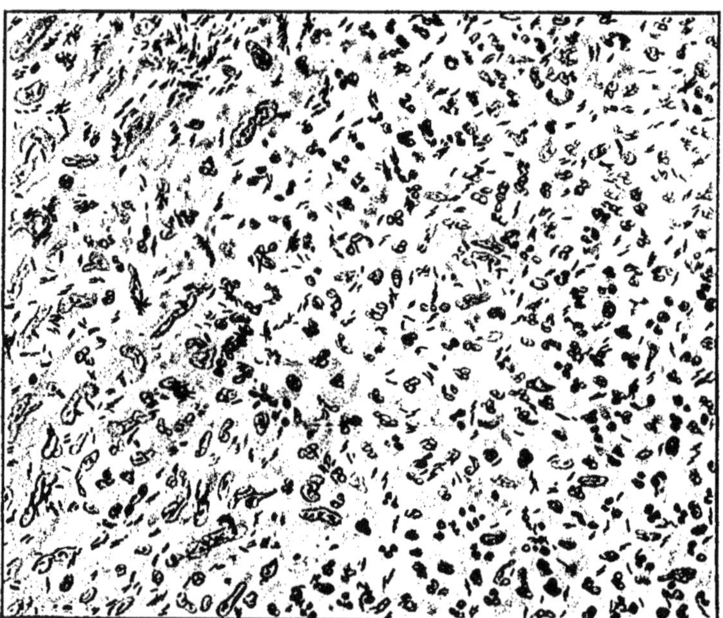

Fig. 3.
Coupes de la paroi de l'abcès.

G. STEINHEIL, ÉDITEUR.

La nature tuberculeuse de cet abcès est suffisamment prouvée par la constatation du bacille en quantité considérable et la coexistence dans plusieurs viscères (foie, poumon, rate), de tubercules à structure typique folliculaire, aucun microbe, autre que le bacille de Koch, n'ayant pu être décelé dans le pus ni dans les coupes après de nombreux examens.

EXPLICATION DES PLANCHES

FIGURE 1

Aspect macroscopique de l'abcès. — Coupe horizontale à un centimètre au-dessus du corps calleux (hémisphère gauche). — La cavité est remplie par du pus jaune-verdâtre qui s'écoulait en nappe quand on a ouvert le cerveau. — Remarquer que l'abcès n'est pourvu d'une paroi que sur une partie de sa surface. Il existe un piqueté par congestion capillaire autour de l'abcès. — En aucun point, pas plus dans la masse cérébrale à distance que sur les méninges n'existent ni tubercule ni masse caséeuse.

FIGURE 2.

Coupe de la paroi de l'abcès (coloration Hématéine-éosine). — Cette coupe appartient à un point de l'abcès où la paroi conjonctivo-vasculaire n'existait pas. — La collection est vers la droite, la substance cérébrale vers la gauche, sans ligne de démarcation nette. L'infiltration leucocytaire est surtout constituée par des polynucléaires plus ou moins altérés (globules de pus). Beaucoup sont complètement nécrosés, d'autres ont des noyaux pycnotiques. — Il existe aussi quelques mononucléaires et quelques macrophages ayant phagocyté des polynucléaires. — En haut et à droite un vaisseau en partie thrombosé dont les parois sont en voie de dégénerescence.

FIGURE 3.

Coupe de la paroi de l'abcès (coloration des bacilles par le Ziehl et teinte de fond par le bleu polychrome). — La collection purulente est vers la droite. A gauche, début de la paroi conjonctivo-vasculaire qui limite une partie de l'abcès. Les bacilles sont en quantité prodigieuse, disséminés ou par petits amas. Ils se montrent au milieu du pu mais aussi dans la paroi conjonctivo-vasculaire.

CONCLUSIONS

L'abcès du cerveau à bacilles de Koch est une affection rare.

Il apparaît chez des sujets qui peuvent être porteurs de lésions tuberculeuses constituées, de lésions pulmonaires par exemple, ou chez des gens qui n'avaient présenté auparavant aucun symptôme morbide.

Il semble survenir quand se produit une dissémination du bacille dans l'organisme se traduisant, à l'autopsie, par des granulations disséminées dans les viscères.

L'abcès tuberculeux du cerveau peut coexister avec de la méningite tuberculeuse ou être isolé.

Anatomiquement il est constitué par une collection purulente, de pus jaune ou jaune verdâtre, bien lié, en tout semblable à celui des abcès causés par des pyogènes vulgaires. Les lésions histologiques sont aussi celles des inflammations aiguës banales. Abondance des polynucléaires plus ou moins altérés dans leur structure (globules de pus) mélangés de lymphocytes, de macrophages, de mononucléaires divers. Le processus de nécrose est très intense, l'atteinte des vaisseaux lésés dans leurs parois et thrombosés est particulièrement accentuée. Le fait le plus remarquable est l'absence complète de cellules géantes et de follicules tuberculeux.

Ces abcès contiennent le bacille de Koch en quantité extraordinairement abondante.

Cliniquement le début peut être annoncé par une légère élévation thermique, mais l'évolution est en général apyrétique ce qui fait que le diagnostic se pose surtout avec les tumeurs cérébrales. Le syndrome d'hypertension intra-crânienne n'est souvent pas complètement constitué, la stase papillaire par exemple peut manquer, ainsi que les vomissements et même la céphalée.

Les signes de lésions en foyer sont variables suivant le siège. Un caractère important paraît être la variabilité des symptômes, des paralysies notamment (hémiplégie oscillante).

L'évolution, qui se termine par la mort, se fait en un mois à peu près, le coma s'installant après les progrès de la somnolence et de la torpeur.

La ponction lombaire donne des résultats négatifs.

L'abcès tuberculeux du cerveau est un exemple de tuberculose atypique, de caractère phlegmasique, à lésions non folliculaires. La pathogénie et la cause déterminante de ce processus particulier sont difficiles à élucider.

BIBLIOGRAPHIE.

Alquier. — Tubercule caséifié de la protubérance *Rev. Neurol.*, 15 mai 1906.

Bombici (in Gougerot, thèse). — Encéphalite hem. tub. *Riv. sp. di frenatria*, 1902-1903.

Cenci. — *L'abcès du cerveau*. Th. de Zürich, 1904 (in Roger).

Delille (Armand). — *Rôle des poisons du bacille de Koch dans la méningite tuberculeuse et la tuberculose des centres nerveux*. Th. de Paris, G. Steinheil, 1903.

Dupré et Devaux. — Abcès cérébral chez un tuberculeux. *Nouvelle Icon. de la Salp.*, 1906.

Dieulafoy. — *Manuel de pathologie interne*, 14e Ed. p. 560.

Espinet (Jean). — *Polynucléose rachidienne et méningite tuberculeuse*. Th. de Paris, 1908.

Fox (Herbert). — Cas d'abcès du cerveau d'origine tuberculeuse chez un babouin. *Jour. of Nerv. a. Ment. dis.*, 1907, p. 710 et Rev. Neur. 1909.

Fraenkel. — Abcès tuberculeux du cerveau. *Deut. med. Woch.*, 1887, p. 378.

Gangitano (in Gougerot). — Encéphalite. *Policlinico*, 1897, vol. IV, 5-4.

Gougerot. — *Bacillo-tuberculose non-folliculaire*. Th., Paris, 1908.
— Encéphalite aiguë bacillaire non-folliculaire. *Encéphale*, mars 1909.

Halbron. — Abcès de la région occipitale chez un tuberculeux. *Soc. Anat.*, avril 1904.

Jacquet et **du Pasquier.** — Tuberculose cutanée due à une ostéo-périostite sternale. *Soc. Méd. des Hop.*, juillet 1898.

Lesage et **Abrami.** — Meningite tub. à forme somnolente de la première enfance. *Pr. Méd.* 31 janvier 1906.

Oppenheim. — *Traité des maladies nerveuses*, 1908, p. 980.

Pratique Dermatologique. — T. IV, p. 667.

Raymond et **Cestan.** *Gaz. des Hôp.*, 26 juillet 1904.

Renaud. — Contribution à l'étude de la tuberculose du cerveau *Rev. de Méd.*, 1907, p. 134.

Rendu et **Boulloche.** — Méningite tuberculeuse, chez une femme atteinte de rétrécissement mitral. Abcès tuberculeux concomitant du corps strié. *Soc. Med. des Hôp.*, 31 juillet 1891.

Roger (H.). — Abcès cérébraux multiples au cours d'une tuberculose pulmonaire *Soc. de Neur.*, 3 juin 1909.

Wernicke et **Hahn** (in Fraenkel). — Abcès idiopathique du lobe occipital vidé après trépanation. *Virchow's Archiv*, Bd. 87.

TABLE DES MATIÈRES

Le Mans. — Imprimerie Monnoyer

110

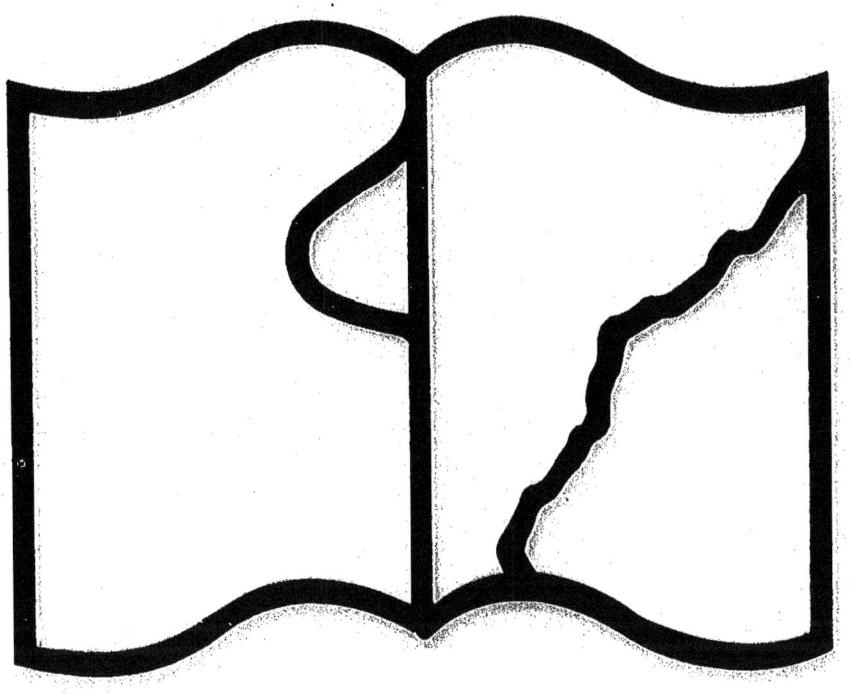

Texte détérioré — reliure défectueuse

NF Z 43-120-11

www.ingramcontent.com/pod-product-compliance
Ingram Content Group UK Ltd.
Pitfield, Milton Keynes, MK11 3LW, UK
UKHW020343250726
13967UKWH00005B/2096

9 782011 926999